AF463462

RAPPORT

SUR L'ANALYSE

DU ROB ANTISYPHILLITIQUE

DU SIEUR LAFFECTEUR.

Par M. bucquet d. m. P

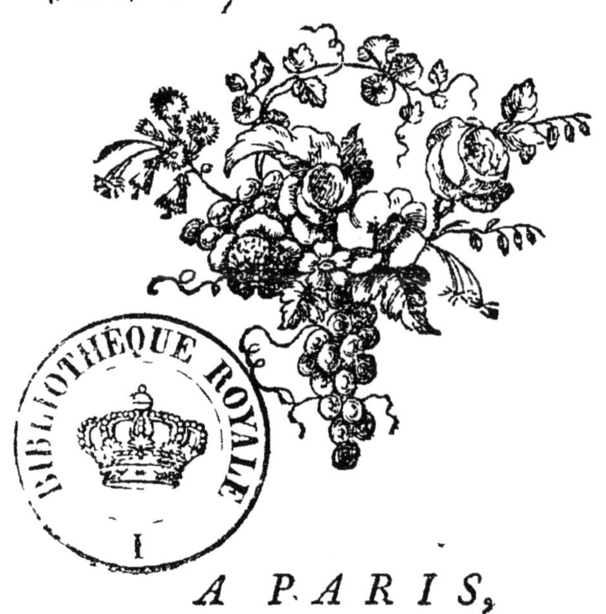

A PARIS,

DE L'IMPRIMERIE DE PH.-D. PIERRES,
Imprimeur de la Société Royale de Médecine.

M. DCC. LXXIX.

EXTRAIT DES REGISTRES
DE LA SOCIÉTÉ ROYALE
DE MÉDECINE.

La Société Royale de Médecine ayant nommé M. Bucquet commissaire, pour examiner le Rob antisyphillitique du sieur Laffecteur, a entendu le rapport suivant:

Rapport sur l'analyse du Rob antisyphillitique du sieur Laffecteur.

Le sieur Laffecteur a annoncé au public qu'il étoit possesseur d'un remède préférable à tous ceux qui, jusqu'à préſent, ont été employés dans le traitement des maladies vénériennes. Il a aſſuré en outre que ce remède ne contenoit pas de mercure ; & il a cité en preuve les analyſes qui en ont été faites, tant par M. d'Arcet, que par moi.

La première aſſertion du ſieur Laffecteur n'eſt pas parfaitement exacte. Les médecins qui ont été chargés de ſuivre les effets de ſon remède, ont déclaré à la Société Royale qu'ils avoient vu pluſieurs malades délivrés des ſymptômes vénériens les plus graves, peu de temps après l'uſage du rob antiſyphillitique ; mais ils ont ajouté que comme il n'étoit pas rare de voir diſparoître les ſymptômes de la maladie vénérienne ſans que le virus fût entièrement détruit, ils ne pouvoient prononcer ſur la guériſon parfaite & radicale des malades, à moins qu'il ne ſe fût écoulé un temps aſſez conſidérable pour conſtater la diſparition absolue de tous les symptômes & accidens, & le rétablissement complet des personnes qui avoient été traitées. Cette déposition, qui a été insérée dans les registres de la Société Royale, met le remède du sieur Laffecteur au nombre de ceux qui font promptement disparoître les symptômes de la maladie vénérienne; mais elle ne lui donne aucune préférence sur les remèdes anciennement connus & dont l'administration est réglée par un homme habile & prudent.

La seconde assertion du sieur Laffecteur, celle qui a pour objet la nature du rob antisyphillitique, n'est pas plus conforme à l'exactitude des faits; je crois devoir les rétablir, & les présenter tels qu'ils se sont passés sous les yeux de la Société.

M. Poissonnier des Perrieres, l'un des médecins chargés de suivre les effets du rob antisyphillitique, ayant vu disparoître les symptômes vénériens les plus graves par l'usage de ce remède, & soupçonnant qu'il contenoit du mercure, m'en confia une bouteille qu'il me pria d'analyser.

Je ne trouvai à ce rob d'autre odeur & d'autre goût que ceux d'un miel chargé de la partie extractive de quelques plantes. En ayant mis sur le feu dans un vaisseau découvert, il s'est boursoufflé & a jetté beaucoup d'écume, comme il arrive à tous les miels. Le résidu sec que j'en ai obtenu n'a point blanchi une pièce d'or sur laquelle je l'ai frotté. Ce rob étendu avec de l'eau distillée, & mêlé, soit avec la lessive de sel fixe de tartre, soit avec la dissolution du sel alkali volatil, n'a point donné de précipités mercuriels. Enfin un lame de cuivre trempée dans ce rob auquel j'avois ajouté quelques gouttes d'eau-forte, ne s'est point blanchie.

Fondé sur ces expériences j'annoncai que je n'avois point découvert de mercure dans le rob antisyphillitique que j'avois examiné ; mais j'ajoutai en même temps que la quantité de matière muqueuse sucrée qui entroit dans sa composition pouvoit mettre obstacle au dégagement du mercure, dans le cas où il y en auroit, sur-tout si ce demi-métal y entroit en petite quantité, & dans l'état salin.

M. d'Arcet, qui avoit tenté de son côté quelques expériences à peu près semblables, avoit obtenu les mêmes résultats & avoit prononcé avec la même réserve. Enfin il ne résultoit de nos analyses rien autre chose sinon que nous n'avions pas trouvé de mercure dans le remède du sieur Laffecteur, mais nous n'avons pas assuré qu'il n'en contenoit pas : j'avois même des raisons de présumer le contraire, & ces raisons paroissent fortifiées par les expériences que j'ai répétées depuis & dont une partie a été faite sur deux pintes de rob antisyphillitique que j'ai envoyé acheter chez le sieur Laffecteur.

La pinte de rob antisyphillitique pèse deux livres deux onces ; sa couleur est brune & obscure ; son odeur est parfaitement semblable à celle de l'espèce de miel mercurial, connu sous le nom vulgaire de syrop de longue vie : sa saveur est cependant plus douce & moins amère ; ce que je crois dépendre de la nature des plantes qui entrent dans la composition du rob antisyphillitique & qui n'entrent pas dans celle du syrop de longue vie. Enfin ce rob laisse déposer de lui-même une fécule grise qui se réunit dans le fond des bouteilles dans lesquelles on le conserve.

J'ai pris une livre du rob antisyphillitique, je l'ai coupé avec autant d'eau diſtillée; j'ai filtré le tout & j'ai obtenu ſur le filtre une matière épaiſſe, viſqueuſe & colante. Cette matière frottée ſur une lame d'or n'en a point altéré la couleur : il en a été de même du dépôt que forme le rob dans les bouteilles qui le contiennent. Les deux dépôts brûlés ſéparément entre deux lames d'or bien nettes n'en ont point changé la couleur.

J'ai mis huit onces du rob en diſtillation dans une cornue de verre au fourneau de réverbère; j'ai pouſſé le feu avec beaucoup de ménagement pour enlever tout le phlegme & empêcher le bourſoufflement de la matière. Lorſqu'elle a été bien deſſéchée, j'ai augmenté le feu par degrés juſqu'à bien faire rougir la cornue; j'ai obtenu de cette opération un eſprit ſalin de couleur rouſſe, d'une odeur de caramel aſſez ſenſible, mais cependant fétide, enfin quelques gouttes d'huile empyreumatique & peſante.

L'esprit salin contenoit un acide à nud & une assez grande quantité d'alkali volatil combiné avec cet acide. J'ai introduit le tout dans une cornue de verre dans laquelle j'avois mis deux onces de sel fixe de tartre : au moment du mêlange il s'est fait une vive effervescence ; lorsqu'elle a été appaisée, & que l'odeur acide a été entièrement dissipée, j'ai distillé avec précaution, & j'ai retiré de l'alkali volatil pur, l'acide étant resté engagé dans le sel fixe de tartre. Cet alkali volatil faisoit effervescence avec tous les acides & verdissoit le syrop de violettes. Le produit de la distillation, avant d'avoir été rectifié, faisoit effervescence avec la lessive de sel fixe de tartre ; mais il n'a pas donné de précipité. Enfin ce même produit n'a altéré, ni la couleur de l'or, ni celle de cuivre que j'y ai fait tremper.

La cornue qui avoit servi à l'analyse du rob étant refroidie & cassée, je n'ai pu appercevoir dans ſon intérieur aucun indice de mercure : elle contenoit ſeulement un charbon léger & ſpongieux, comme celui qui reſte après la décompoſition de tous les corps muqueux ſucrés.

J'ai partagé ce charbon en trois portions, l'une a été employée à frotter des lames d'or dont la couleur n'a point été altérée; j'ai fait macérer la ſeconde dans de l'eau-forte très-pure, & cet acide n'a point laiſſé dépoſer de mercure ſur une lame de cuivre que j'y ai fait tremper. Enfin la troiſième portion a été miſe dans un creuſet entre les charbons ardents pour être convertie en cendres; mais au bout de quatre heures d'un grand feu cette portion n'étoit pas incinerée, ce qui me fait croire que le corps muqueux ſucré qui fait la baſe du rob antiſyphillitique n'eſt autre choſe que le miel; car c'eſt ſur-tout par la difficulté de l'incinération qu'on diſtingue le miel d'avec le sucre qui donne les mêmes produits à l'analyse.

Ayant pris quatre onces du rob antisyphillitique coupé avec autant d'eau distillée, j'y ai versé peu à peu une once de lessive de sel fixe de tartre, la couleur de la liqueur s'est obscurcie, & au bout de douze heures elle avoit déposé un léger précipité que j'ai séparé par le moyen du filtre. Ce précipité frotté sur une lame d'or ne l'a point blanchie.

J'ai partagé dans deux verres quatre onces du rob antisyphillitique coupé avec autant d'eau distillée : j'ai versé dans l'un des verres quelques gouttes d'acide nitreux, & dans l'autre quelques gouttes d'acide marin. J'ai ensuite plongé dans chacun de ces mêlanges une lame de cuivre parfaitement nette, & je les ai laissé séjourner pendant vingt-quatre heures. Au bout de ce temps les lames de cuivre parurent couvertes d'un sédiment blanc, ayant l'apparence mercurielle; mais ayant détaché ce ſédiment & l'ayant frotté ſur des lames d'or, elles n'ont point été blanchies; ce qui prouve que ce n'étoit point un ſédiment mercuriel. En effet, ayant fait tremper des lames de cuivre dans de l'eau pure légèrement acidulée, elles ſe ſont également couvertes d'un enduit blanchâtre ayant l'apparence mercurielle.

N'ayant pu dans aucune de mes expériences démontrer l'exiſtence du mercure dans le rob antiſyphillitique, je me garderai bien de dire que ce remède en contient; mais je ne crois pas non plus pouvoir aſſurer qu'il n'en contient pas: car il eſt très-difficile de ſéparer le mercure uni au corps muqueux ſucré & à la partie extractive ſavonneuſe des végétaux, ainſi que je l'avois avancé & qu'il réſulte des expériences ſuivantes.

Ayant pris huit onces de melaſſe coupée avec autant d'eau diſtillée; j'y ai ajouté deux grains de ſublimé corroſif, la liqueur eſt devenue plus trouble, mais il ne s'y eſt formé aucun dépôt; ſa ſaveur même n'étoit pas ſenſiblement altérée, malgré la quantité conſidérable de ſublimé corroſif qu'elle contenoit.

J'ai mis quatre onces de ce ſyrop mercuriel en diſtillation dans une cornue de verre au fourneau de réverbère ; j'ai chauffé avec beaucoup de ménagement, pour enlever tout le phlegme & empêcher le bourſoufflement de la matière : lorſqu'elle a été deſſéchée, j'ai augmenté le feu par degrés juſqu'à bien faire rougir la cornue; j'ai obtenu par cette opération un eſprit ſalin de couleur rouſſe & d'une forte odeur de caramel avec quelques gouttes d'huile empyreumatique & peſante. Cet eſprit faiſoit une très-vive efferveſcence avec le ſel fixe de tartre & contenoit très-peu d'alkali volatil ; il n'a rien laiſſé précipiter par ſon mêlange avec la leſſive de ſel fixe de tartre, & n'a altéré ni la couleur de l'or ni celle du cuivre que j'y ai fait tremper.

La cornue qui avoit ſervi à cette analyſe contenoit un charbon plus léger & plus volumineux que le charbon du rob antiſyphillitique ; je l'ai également partagé en trois portions : la première a été employée à frotter des lames d'or dont la couleur n'a point été altérée. J'ai fait macérer la ſeconde dans de l'eau-forte bien pure, & des lames de cuivre trempées dans cette eau-forte n'ont donné aucun indice de mercure : enfin la troiſième portion placée dans un creuſet entre les charbons ardents s'eſt réduite, en moins de deux heures, en une cendre parfaite, le ſucre qui conſtitue la melaſſe étant beaucoup plus facile à incinerer que le miel.

Au reſte je n'ai pu découvrir de mercure, ni dans le produit, ni dans le résidu de mon syrop mercuriel; il n'y en avoit aucun vestige, ni dans la cornue, ni dans le récipient.

J'ai partagé dans deux vases de verre, quatre onces de mélasse coupée avec autant d'eau distillée; j'ai ajouté à chaque quantité un grain de sublimé corrosif; j'ai versé dans l'un des mêlanges quelques gouttes d'acide nitreux, & dans l'autre quelques gouttes d'acide marin; j'y ai plongé des lames de cuivre parfaitement nettes : au bout de vingt-quatre heures ces lames étoient couvertes d'un sédiment blanchâtre, ayant l'aspect mercuriel. Ce sédiment frotté sur des lames d'or ne les a cependant pas blanchies; en effet il n'étoit produit que par l'action de l'acide sur le cuivre.

J'ai versé dans un vase de verre quatre onces de melasse, coupée avec quatre onces d'eau distillée, tenant en dissolution un grain de sublimé corrosif ; j'ai versé peu à peu dans ce mêlange une once de lessive de sel fixe de tartre, il s'est formé un précipité d'autant plus abondant que la melasse pure peut être précipitée par l'alkali fixe. J'ai filtré la liqueur & j'ai ramassé avec soin le dépôt qui s'y étoit formé ; ce dépôt frotté sur une lame d'or l'a blanchie très-légèrement.

Ayant substitué à la melasse l'espèce de miel mercurial connu sous le nom vulgaire de syrop de longue vie, j'en ai mêlé huit onces avec huit onces d'eau distillée, tenant en dissolution deux grains de sublimé corrosif, le miel est devenu d'une couleur plus sombre, mais sa saveur n'a pas été sensiblement altérée. Je n'ai pu y découvrir de mercure, ni par l'analyse au feu, ni par l'épreuve des lames de cuivre ; mais l'ayant précipité avec la lessive de sel fixe de tartre, j'en ai égalementment obtenu un précipité, d'autant plus abondant, que ce syrop pur est précipité par l'alkali fixe. J'ai séparé le précipité par le moyen du filtre, & en ayant fortement frotté une lame d'or elle s'est très-légèrement blanchie.

Le précipité mercuriel que j'ai obtenu en décomposant par la lessive de sel fixe de tartre la melasse & le syrop de longue vie auxquels j'avois ajouté du sublimé corrosif, paroît prouver que l'addition de l'alkali fixe est un moyen très-efficace de séparer le mercure masqué par un corps muqueux sucré, & qu'il en démontre l'existence, même lorsqu'on ne peut le reconnoître, ni par le goût, ni par l'analyse au feu, ni enfin par l'épreuve des lames de cuivre qu'on avoit regardée jusqu'à présent comme le moyen le plus sûr de découvrir cette substance. Cette expérience semble également prouver que le rob antisyphillitique du sieur Laffecteur ne contient point de mercure, puisque je n'en ai point pu précipiter par l'intermède le plus convenable : mais on se rappellera sans peine que la quantité de sublimé corrosif que j'avois ajouté, soit à la melasse, soit au syrop de longue vie, étoit très-considérable, puisqu'elle étoit de deux grains sur huit onces de chacune de ces substances. Cette dose de huit onces étant celle que le sieur l'Affecteur fait prendre à ses malades dans l'espace d'une journée, il paroît impossible que son rob soit chargé d'une aussi grande quantité de sel mercuriel, aucun malade n'étant dans le cas de prendre par jour deux grains de sublimé corrosif, sans courir de très-grands risques.

Desirant donc voir combien on pourroit cacher de sublimé corrosif dans un corps muqueux sucré, sans qu'il fût possible de le reconnoître, j'ai mêlé quatre onces de melasse avec autant d'eau distillée, tenant en diſſolution un demi-grain de ſublimé corroſif; j'ai ajouté peu à peu à ce mêlange une once de leſſive de ſel fixe de tartre, il s'eſt fait un précipité abondant; mais ce précipité ſéché & frotté ſur une lame d'or ne l'a point blanchie : le même précipité chauffé entre deux lames d'or n'en a point altéré la couleur.

La même expérience, répétée avec le ſyrop de longue vie, m'a donné les mêmes réſultats.

Enfin j'ai coupé une pinte du rob antiſyphillitique du ſieur Laffecteur, avec une pinte d'eau diſtillée tenant en diſſolution deux grains de ſublimé corroſif; j'ai ajouté à ce mêlange quatre onces de leſſive de ſel fixe de tartre, il s'eſt fait un précipité aſſez abondant; mais ce précipité frotté ſur une lame d'or n'en a point altéré la couleur.

Des expériences que je viens de détailler, je crois pouvoir conclure,

1°. Que je n'ai point retiré de mercure du rob antisyphillitique du sieur Laffecteur ; mais je ne dis point pour cela qu'il n'en contienne pas, puisque je n'ai pu en découvrir dans ce même rob auquel j'avois ajouté deux grains de sublimé corrosif par pinte.

2°. Que le corps muqueux sucré, & particulièrement le miel, ou les syrops extractifs des plantes très-cuits sont les meilleurs moyens de cacher le sublimé corrosif, & de masquer entièrement la saveur très-austère & très-nauseabonde de ce sel.

3°. Que l'addition de la lessive de sel fixe de tartre est un intermède très-propre à dégager le mercure masqué par une liqueur syrupeuse, mais que cet intermède n'a d'action, qu'autant que le sel mercuriel se trouve dans la liqueur en quantité un peu considérable, comme il résulte des expériences que j'ai faites sur des mêlanges qui contenoient jusqu'à huit grains par pinte, qu'au contraire ce moyen n'est plus aussi efficace lorsque le sel mercuriel contenu dans une pinte de liqueur syrupeuse n'excède pas la dose de deux ou trois grains.

Quoique je ne puisse pas assurer que le rob antisyphillitique doive ses propriétés au mercure qu'il peut contenir, je crois néanmois devoir faire observer que cela est possible, & que les malades qui prennent ce remède à la dose de huit onces par jour, peuvent avaler depuis un demi-grain jusqu'à trois quarts de grain de sublimé corrosif, & qu'en employant six bouteilles de rob pour un traitement on peut faire prendre aisément dix-huit grains environ de sublimé corrosif, quantité reconnue suffisante pour faire disparoître beaucoup de symptômes vénériens, sur-tout lorsque le remède est sagement administré, qu'il ne produit pas d'évacuations trop fortes & que son action est soutenue par un régime convenable.

La Société a approuvé le Rapport ci-dessus, & pour satisfaire aux Questions de ses Correspondans, elle a desiré qu'il fut imprimé. Elle a arrêté : 1°. Que le rob antisyphillitique sera préparé devant les Commissaires qu'elle a nommés, & qui se procureront eux-mêmes les drogues nécessaires à sa composition, conditions auxquelles le sieur Laffecteur ne s'est pas refusé. 2°. Que le rob antisyphillitique préparé par les Commissaires qu'elle a nommés, sera administré à des malades attaqués de vice vénérien ; afin de pouvoir porter un jugement assuré sur sa composition & sur ses propriétés, d'après des expériences exécutées avec les plus grandes précautions.

Je certifie que le présent Rapport est fidèlement extrait des Registres de la Société.

Fait au Louvre ce 2 Mars 1779.

Signé VICQ D'AZYR, *Secrétaire perpétuel.*

www.ingramcontent.com/pod-product-compliance
Ingram Content Group UK Ltd.
Pitfield, Milton Keynes, MK11 3LW, UK
UKHW012310240726
13966UKWH00005B/1764